REMARQUES

SUR LE TRAITEMENT

DES

FIÈVRES MUQUEUSES

A CARACTÈRES ATAXIQUES,

Par M. CARTIER,

Docteur en médecine, ancien chirurgien en chef de l'Hôtel-Dieu de Lyon, membre de l'Académie de Lyon, de la Société de Médecine et de plusieurs Sociétés savantes.

Ex anni autem conditionibus, in totum magnæ siccitates, assiduis imbribus sunt salubriores.

APHORISMES D'HYPPOCRATE.

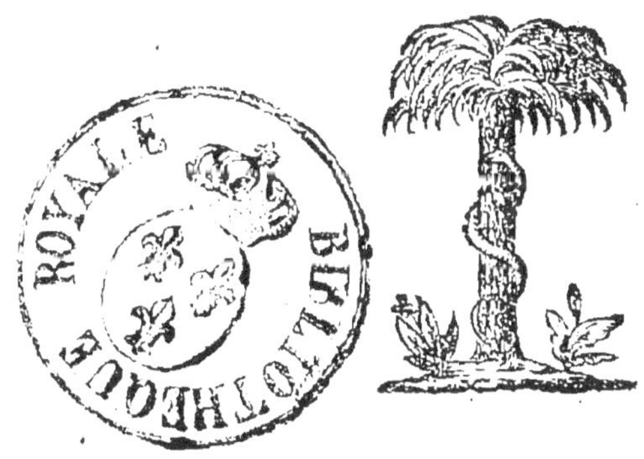

A LYON,

Chez J. M. BARRET, Imprim.-Libraire, place des Terreaux.

1822.

AVERTISSEMENT.

AYANT eu l'occasion d'observer un grand nombre de fièvres muqueuses , soit chez les malades que j'ai soignés directement , soit chez ceux que j'ai vus dans les consultations , il m'a été facile de comparer , dans leurs résultats , les traitemens qui ont été employés. Il est indispensable , pour exercer avec succès la médecine à Lyon , d'étudier profondément l'état muqueux ou catarrhal , parce qu'il y domine presque habituellement , et que la plupart des maladies qui règnent dans cette grande cité , sont placées sous son influence. J'isole de tout système mes réflexions sur les fièvres muqueuses ou catarrhales , donnant à ces dénominations le sens que les praticiens de Lyon leur attachent. Ce qui est indiqué dans cet Ecrit appartient complètement à la Médecine-pratique , et repose sur l'observation. Si ces remarques peuvent offrir quelqu'intérêt, elles le devront à l'attention et à l'impartialité avec lesquelles elles ont été recueillies.

REMARQUES

SUR LE TRAITEMENT

DES

FIÈVRES MUQUEUSES

A CARACTÈRES ATAXIQUES.

Les fièvres muqueuses ou catarrhales règnent depuis assez long-temps à Lyon , pour qu'on aye pu faire des observations précises sur les différentes parties du traitement qui leur convient ; ce sont celles qui ont été compliquées le plus souvent des caractères de malignité ou d'ataxie : elles sont depuis plus de 3o ans épidémiques dans cette ville, et si elles ont été fréquemment bénignes, et en phénomènes de quelque importance, si elles n'ont présenté que ceux qui sont essentiels à leur nature , tels qu'une certaine indécision de marche , la difficulté des crises complettes , la longueur des maladies , on les a vu, à de nombreuses périodes , offrir avec assez d'intensité les caractères de l'ataxie, pour faire perdre de vue leur génie élémentaire et ne fixer l'attention que sur leur funeste complication.

Tout explique pourquoi les affections muqueuses règnent habituellement à Lyon ; il
s'élève des deux grands fleuves qui l'arrosent
des brouillards qui y rendent l'air constamment
humide ; la distribution des rues, la construction
des édifices massifs et susceptibles de conserver
long-temps l'humidité ; la direction des vents
qui y soufflent le plus assidûment, ne font qu'y
accroître ces inconvéniens ; aussi les chaleurs des
étés les plus brûlans ne suffisent presque jamais
pour faire disparaître la disposition muqueuse
ou catarrhale. Le printemps donne par fois aux
maladies une légère teinte d'inflammation, l'été
développe momentanément l'état bilieux ; mais
c'est le plus souvent en faibles rapports avec
leur essence primitive , qui appartient presque
toujours au caractère muqueux.

Si l'on considère avec attention la marche des
maladies aigues , il est facile d'observer que c'est
avec la fièvre muqueuse qu'on rencontre le plus
souvent les complications de l'ataxie et de l'a-
dynamie , mais sur-tout de l'ataxie : comme les
affections morbifiques qui ont ce caractère, sont
les plus longues à parcourir leur période, qu'elles
supposent un affaiblissement plus grand de l'organisation , il en résulte qu'elles offrent plus de
chances à tous les accidens capables de troubler
la marche de la nature. Il faut ajouter à ces con-

sidérations tirées du matériel des choses , les causes morales qui ont tendu , dans les derniers temps, à imprimer au système nerveux les ébranlemens propres à développer l'ataxie ; et outre celles qui ont modifié en grand la societé depuis le milieu du 18.me siècle , n'en est-il pas quelques-unes qui ont déterminé des effets plus particuliers sur cette grande cité ? Un siége mémorable qui fut suivi de grandes calamités , qui porta le deuil dans les principales familles , anéantit la fortune d'un grand nombre ; les évènemens politiques multipliés qui se sont succédé pendant une longue révolution , ont dû nécessairement produire les émotions propres à bouleverser le système nerveux chez un grand nombre d'individus , et le disposer à toutes les impressions fâcheuses.

Malgré la prédominance du caractère muqueux dans les maladies qui règnent le plus habituellement à Lyon , il est cependant vrai de dire qu'il s'est joint à quelques-unes de celles qui ont paru pendant les derniers étés , et surtout durant le dernier, quelque chose du génie inflammatoire et bilieux. J'ai pu le remarquer chez quelques individus qui en ont contracté de graves à leur arrivée de la foire de Beaucaire, ou pendant le séjour qu'ils y ont fait. A la suite des chaleurs de l'avant-dernier mois d'août , on en a vu se développer avec de funestes symptômes d'ataxie ; ce sont celles que j'ai jugé avoir le moins de rapport avec le caractère muqueux ou catarrhal , et reposer plutôt sur un principe bilieux et inflammatoire ; et comme l'hiver dernier a été doux et sec , on doit convenir que l'habitude muqueuse ou catarrhale a perdu quelque chose de son influence pendant ces derniers temps , mais est bien loin d'avoir disparu.

C'est sur-tout dans les fièvres muqueuses que les accidens graves peuvent ne pas se développer dès le principe , et ne se présenter que consécutivement : il est par conséquent d'un art sage et bien avisé de les prévoir ; il est même vrai de dire , en raisonnant toujours dans le sens de cette dernière considération , qu'on ne doit pas constamment juger de l'utilité ou du danger des moyens qu'on emploie , par leur effet momentané ; et il est possible que celui auquel on a recours semble combattre avec avantage le symptôme qui domine dans le moment et devienne nuisible dans l'ensemble de la maladie. La saignée , par exemple , est susceptible de diminuer l'irritation qui est toujours plus ou moins forte dans le principe de toute affection morbifique, mais en affaiblissant les forces vitales , en déconcertant leur manière de se coordonner , elle est capable de troubler son cours et de nuire à sa terminaison. L'action de l'émétique nettoie la langue, semble ranimer les forces par la secousse momentanée qu'il imprime à toute l'économie. Ce triomphe de l'art est assuré si l'on n'a affaire qu'à une de ces affections éphémères que la nature surmonte avec facilité ; mais par cette conduite on se prépare de grands obstacles, si comme on l'observe très-souvent, le premier période n'est que le prélude de graves et nombreux phénomènes.

Quelle que soit la théorie qui prévale en médecine, il sera impossible de faire perdre de vue qu'une maladie qui s'établit dans notre organisation, se termine par un appareil de phénomènes qui surviennent avec des modifications différentes, mais nécessairement. Il n'est pas moins incontestable que l'art ne peut aider utilement la nature, qu'en agissant suivant sa direction; en conséquence, si l'on travaille à contresens des crises qu'elle opère dans les altérations morbifiques de notre corps, on produit inévitablement le trouble et la confusion dans la série des mouvemens vitaux qui la conduisent à heureuse solution. L'ataxie ne résulte pas moins du défaut d'harmonie qui règne dans les phénomènes de la vitalité, que de la prostration des forces.

Les premiers temps d'une fièvre muqueuse

sont de la plus grande importance dans son traitement ; un art mal avisé peut détruire en un instant toutes les espérances de l'avenir ; ce sont des préceptes prohibitifs qu'on doit sur-tout établir pour cette époque ; on se contente, dans l'état ordinaire des choses, d'administrer les boissons qui tempèrent le corps livré à l'irritation , qui provoquent les sueurs , par lesquelles le mode salutaire de la fièvre , celui de la chaleur , est le prédominant ; c'est alors qu'on doit mettre tout en œuvre pour préserver les organes importans des fluxions qui tendraient à s'y fixer ; elles sont le plus souvent fugitives et mobiles à cette époque ; mais sans le secours des dérivatifs , elles pourraient devenir stables. Les sinapismes qu'on applique aux membres les plus éloignés des organes affectés sont le principal moyen auquel on a recours pour les dissiper ; on les place sur la partie affectée elle-même quand le mal persiste avec opiniâtreté ; c'est ainsi qu'on voit cesser des points de côté qui simulent des pleurisies ou des fluxions de poitrine , en les couvrant immédiatement de moutarde.

Parmi ces fluxions fugitives et mobiles, je comprends les douleurs de tête qui sont le plus souvent compagnes de l'invasion des maladies ; les sueurs qui terminent les paroximes fébriles, les pédiluves sinapésés, les applications de mou-

tarde aux extrémités inférieures suffisent ordinairement pour les dissiper. On est peu dans l'usage
de fomenter le front ; je l'ai fait pratiquer quelquefois très – avantageusement ; on ne saurait
trop engager les médecins à dégager la tête de
toute fluxion : les douleurs, soutenues sur cette
partie, disposent à l'ataxie, et telle fièvre qui
se serait terminée avantageusement, se compli-
que de malignité, parce que, dès son début,
le serrement nerveux dont je parle a pris le caractère de fixité.

Le premier période des fièvres muqueuses est
indiqué par les partisans des évacuations sanguines pour les pratiquer ; quoique dans les
derniers tems on les aye préconisées pour toutes
les époques, elles sont cependant, dans les
différens systèmes, principalement affectées à
celle-ci. Nous sommes bien loin de proscrire ce
moyen d'une manière générale, mais nous pen-
sons qu'on doit mettre beaucoup de réserve à
son application. Lorsque dans ces maladies les
symptômes sont vagues et généraux, lorsqu'aucun
organe n'est particulièrement affecté, quand le
malade n'est point dans l'âge de la prédominance
sanguine, on peut très – souvent s'abstenir de
toute évacuation sanguine ; mais si quelque vis-
cère est particulièrement entrepris, si le sujet

est fort et phlétorique , dans le cas sur-tout où quelque écoulement sanguin naturel a été supprimé , on ne peut contester l'utilité de ce remède ; je l'admets quand même l'irritation serait l'unique élément de cette fluxion , et que l'inflammation ne serait point consommée.

C'est avec les sangsues qu'il convient de tirer le sang dans le traitement des fièvres muqueuses ; car c'est sur-tout, pour cette circonstance, qu'une quantité déterminée de ce fluide produit un effet différent sur l'organisation , par la manière dont il est versé. La saignée qui se fait avec la lancette jette le corps dans une prostration , dont il se relève difficilement , au cas que la maladie doive avoir des suites graves , tandis que celle qui se fait par les sangsues affaiblit moins l'organisation et suffit pour procurer un dégorgement salutaire. Outre l'avantage de la saignée ; il y a dans l'action des sangsues une irritation locale qui n'est pas sans utilité. C'est avec beaucoup de circonspection que le nombre doit en être déterminé dans ces traitemens ; le nombre de 6 à 10 est celui qui convient, en admettant toutefois qu'il peut être accru ou affaibli suivant les circonstances.

Lorsqu'on ne se propose pas d'autre but, en versant le sang , que d'agir d'une manière générale sur l'ensemble de l'économie, c'est aux parties inférieures qu'il convient de le faire pour dégorger les grands viscères. Il est sans doute inutile de dire que le voisinage des organes qui servent de voie de décharge à la circulation doit être préféré pour ces applications ; ainsi le contour de la marge de l'anus, le voisinage des parties sexuelles chez les femmes sont choisis de préférence. Lorsqu'on ne peut faire exécuter qu'avec peine des mouvemens aux malades, on produit ces dégorgemens à la partie supérieure et interne des cuisses, ou sur les parties latérales et inférieures du bas-ventre. J'ai remarqué plus d'une fois, que lorsqu'on se dispensait de toute saignée, dans les circonstances que je viens d'énumérer, on observait de la roideur et de l'embarras, dans les mouvemens de la nature, et un certain défaut de souplesse dans le développement des phénomènes de la maladie.

Il arrive assez souvent que dans les premiers jours des fièvres muqueuses, une légère évacuation sanguine fait disparaître avec rapidité une fluxion locale; c'est au voisinage de l'organe affecté, que les sangsues doivent être appliquées en pareil cas, sur-tout si l'on a d'abord dérivé sur les parties inférieures du corps par quelqu'un des moyens employés pour cet effet; car, sans cette précaution, on pourrait fixer la fluxion sur la partie affectée, au lieu de la déplacer. J'ai vu fréquemment cesser, par cette con-

duite , les points douloureux qui ont leur siége
sur les parois de la poitrine ; par la même raison ,
lorsque les douleurs de tête ont un grand caractère d'opiniâtreté et d'intensité , dans les maladies commençantes, la dérivation sanguine est
opérée avec succès sur les parties latérales du col.

Ce que je viens de dire à l'égard des évacuations sanguines, prouve assez que je ne leur
donne point une exclusion systématique dans
le traitement des fièvres catarrhales ; mais je
ne saurais trop répéter que leur emploi doi^t
être subordonné aux lois d'une grande pru-
dence. L'expérience ne cesse de démontrer, que
quand on les porte trop loin, on affaiblit l'organisation qui a besoin de ses forces pour
achever avec avantage le travail morbifique. Je
pourrais citer un grand nombre de terminaisons funestes, qui ont été produites par l'abus
de la saignée, et les maladies ont été amenées ,
par ce moyen aux phénomènes de la plus fâcheuse ataxie, tels que le délire le plus cons-
tant, les soubresauts des tendons , les convul-
sions des membres , l'embarras de la langue.

Je considère comme une idée fausse celle qui
envisage, dans le cours des maladies aigues,
tous les points d'irritation comme autant d'in-
flammations distinctes. L'inflammation parcourt
ses périodes avec une succession de symptômes

reconnus; et les phénomènes, pour la plupart mobiles et momentanés, qui s'établissent sur quelque organe irrité, ne peuvent la caractériser. Le médecin qui, s'abusant à cet égard, les considère comme des preuves non équivoques de phlogase, adopte une théorie fausse, et dont les conséquences sont désastreuses, s'il la prend pour base de sa pratique ; cette erreur serait sur-tout importante s'il en faisait l'application à l'organe cérébral et s'il confondait le trouble des fonctions intellectuelles qui dépend d'un délire fébrile, avec les accidens de l'apoplexie et de la frénésie. Il est des erreurs qui tiennent au temps où l'on vit, et qu'on ne peut imputer aux hommes qui les partagent, telle est celle qu'on aurait voulu faire prévaloir en médecine, dans les derniers temps, et qui tendrait à faire regarder comme ennemi de notre organisation le fluide réparateur qui le vivifie et qui est l'élément de sa force et de sa conservation.

Ces réflexions sur les évacuations sanguines sont fondées sur la vérité, et si elles trouvent une juste application pour les fièvres muqueuses commençantes, de quelle considération ne sont-elles pas pour celles qui sont avancées : il me semble qu'il n'est pas nécessaire de s'enfoncer dans les abstractions de la science, pour se convaincre qu'il y a du danger à verser le sang au moment où toutes les facultés de la vie sont affaiblies, où toutes les fonctions s'exécutent avec les caractères de la faiblesse, sur-tout celles qui se rapportent à la nutrition, quand la nature est engagée dans des crises dont le complément est lié à un enchaînement de phénomènes qu'il ne faut point troubler dans leur développement.

On peut saisir dans le traitement des maladies qui appartiennent à la chirurgie, la formation matérielle de quelques ataxies ; ce n'est pas toujours de l'inflammation de la vessie et du péritoine qu'on voit périr les individus opérés du calcul : ils succombent fréquemment aux fièvres à mauvais caractères qui résultent des grandes hémorragies. Les femmes nouvellement accouchées sont conduites aux fièvres ataxiques par les pertes utérines portées trop loin ; il en est de même de tous ceux qui perdent une trop grande masse de sang à la suite de quelque opération ; la faiblesse dans laquelle ils tombent donne à la fièvre qui survient l'empreinte de la malignité ; et l'abus des évacuations sanguines dans le traitement de certaines fièvres muqueuses, place le corps dans la même disposition ; de sorte que je ne crains pas d'avancer

que non-seulement l'excès de la saignée entrave
la marche des fièvres qui sont primitivement
frappées d'ataxie, mais y dispose celles qui
n'ont point ce caractère dans leur élément pri-
mitif.

On dira, contre le raisonnement que je fais
à l'égard de la saignée, qu'on voit guérir un
grand nombre de malades chez lesquels elle a
été largement employée; on doit admettre que
la chose a fréquemment lieu ainsi, et même
faire une concession plus grande, en accordant
que les symptômes de celles qui doivent être
graves, s'amendent momentanément, et que les
autres se terminent quelquefois plus facilement
après un pareil dégorgement; mais il est sen-
sible que celles-ci ne sont point frappées de
malignité; et il est évident pour moi, que toutes
celles qui renferment ce mauvais germe, ne
marchent point à heureuse fin, lorsqu'elles ont
été dénaturées dans leur marche par une trop
grande perte de sang.

Quand on songe que les fièvres muqueuses,
à la guérison desquelles on a cru contribuer
par de larges saignées, se seraient terminées
par un usage plus modéré de ce moyen, ou
même indépendamment de son secours, ne de-
vra-t-on pas conclure, dans le sens d'une bonne
logique, qu'on ne doit pas s'exposer à un mal

éventuel, mais irréparable, pour un avantage qu'on peut obtenir d'une autre manière, et pour lequel il n'est pas nécessaire de recourir à un remède dont l'effet est si décisif et si tranchant? On pourra m'objecter que je n'apporte pas des exemples précis sur le danger des évacuations sanguines, et que je ne parle à cet égard que d'une manière vague et indéterminée; mais outre que ne pouvant prendre, dans ma pratique, les principaux exemples du vice que je combats, on s'écarterait des principes de bienveillance qui seuls ont présidé à la rédaction de cet écrit, en les choisissant ailleurs, je ne m'éloigne pourtant pas de la manière ordinaire de raisonner, en affirmant des faits que je fonde sur une expérience générale et avouée, qui ne s'écartent point des théories admises, et qui ne sont en opposition qu'avec des systêmes qui sont réduits à fournir leurs preuves.

Quoiqu'en médecine il suffise de raisonner d'après l'expérience, on peut cependant, en donnant des conseils de réserve pour la saignée, dans le traitement des fièvres muqueuses, tirer des inductions pratiques de la nature du catarrhe; toutes les affections qui tiennent à son génie tendent à l'affaiblissement du corps; tous les individus chez lesquels il a le plus longuement dominé, ont une propension marquée vers l'infiltration et les épanchemens de sérosité; ce sont les individus affaiblis qui sont les plus exposés aux affections de ce genre. Le rapprochement de ces considérations me semble démontrer, indépendamment de l'expérience, que l'inflammation des membranes muqueuses ne suppose point la force de l'organisation, et se lie le plus souvent à son affaiblissement; c'est sur-tout dans la partie de l'hiver, dont les jours sont les plus courts et qui est la plus humide, que les fièvres musqueuses se lient à la plus grande faiblesse, et supposent le moins le besoin des évacuations sanguines; lorsqu'elles ont lieu aux approches du printemps ou au printemps lui-même, elles les comportent davantage, quoiqu'on doive, même à cette époque, y recourir avec la plus sage circonspection.

S'il existe des fièvres muqueuses dont le traitement semble justifier l'abondance des évacuations sanguines, ce sont sans doute celles qui débutent avec toute l'apparence de fluxions de poitrine. Il est cependant vrai de dire que, pour le plus grand nombre, cette forme passagère ne tarde pas à disparaître pour faire place à la maladie essentielle. Le médecin qui ne s'en prendrait qu'à ces premières apparences, et combattrait cette affection par des saignées copieuses, nuirait beaucoup à la terminaison de la

maladie ; et après avoir vu disparaître le symptôme fugitif et passager qui prédomine un instant, et qui le plus souvent n'est que nerveux,
on aurait à combattre des accès de fièvre d'autant plus pernicieux que toute l'économie serait affaiblie par le premier traitement. On ne
se trompe point sur cet objet lorsqu'on apprécie
l'épidémie régnante, le tempérament muqueux et
affaibli du malade, et toutes les circonstances
qui peuvent accroître la force de ces aperçus.
Au reste, pendant les épidémies de fièvres catarrhales, quand même les maladies offrent dans
leur commencement les signes d'une véritable
fluxion de poitrine, il faut de la réserve dans
la saignée, parce que le plus souvent, dans ces
cas, la fluxion ne dépasse pas les membranes
muqueuses, et qu'on ne doit pas perdre de vue
la maladie essentielle qui survit à l'inflammation, et celle-ci ne marche pas au-delà du premier septenaire.

Je conclus de ces réflexions sur les évacuations sanguines, qu'elles doivent être dirigées
avec la plus grande sagacité dans le traitement des
fièvres muqueuses, qu'on doit les employer pour
dégorger quelques organes, pour alléger l'organisation, et non pour l'affaisser. Parmi les
causes capables d'entraver la marche des maladies dont il s'agit, on doit placer au premier

rang l'abus que je relève, et j'ose affirmer, que pendant les dernières années, il a donné lieu à de déplorables accidens. Le système des saignées copieuses a pris naissance dans la capitale, et le climat de Paris est moins humide que le nôtre; je ne serais point étonné que ce remède y fût moins facilement abusif que parmi nous.

Ce n'est pas seulement en affaiblissant que la trop grande perte de sang entrave le traitement des fièvres muqueuses, mais encore en déplaçant le principe de vie de l'ordre de ses mouvemens. Celui-ci agit d'une manière déterminée et qui n'est point soumise, comme les actes de notre intelligence, à une volonté mobile et flexible, et si on le détourne de sa marche, la nature ne produira plus que des mouvemens désordonnés ; lorsqu'elle doit , par exemple , exciter des sueurs copieuses par un mouvement expansif qui dirige ses forces de l'intérieur à l'extérieur, et qu'on la trouble par une action opposée que la saignée trop abondante ne manque pas de produire , il n'y aura plus que trouble dans la série des phénomènes qui se manifesteront, et les symptômes de l'ataxie se développeront inévitablement dans cette réunion de la faiblesse et de la confusion.

On doit bien se garder d'appliquer, aux circonstances dont il s'agit, l'idée vulgairement reçue que le sang se répare avec beaucoup de facilité ; la chose peut se dire peut-être de l'état ordinaire de la vie, mais non de celui de maladie aiguë, dont le premier effet est de détruire les facultés digestives, et par conséquent d'appauvrir la chilification. Il arrive quelquefois que d'abondantes pertes de sang rétablissent l'harmonie des fonctions chez des individus qui éprouvent des affections longues et chroniques ; mais remarquons que ce n'est point dans les cas où la nature est engagée dans l'activité des crises, que ce n'est pas sur-tout dans l'état muqueux ou catarrhal qui ne suppose jamais la force de l'organisation ; on peut saisir dans quelques maladies aiguës la mesure de ce qui doit avoir lieu relativement à la saignée, lorsque la nature la détermine comme moyen de crise. On observe toujours, en pareille circonstance, une sage économie dans son opération, et quelques gouttes de sang suffisent quelquefois pour atteindre ce but. Je ne saurais donc trop répéter, que multiplier les évacuations sanguines, dans le traitement des fièvres muqueuses, c'est s'interdire l'espérance du succès, et ce n'est pas seulement en appauvrissant le sang que ce moyen devient nuisible, mais encore en enlevant les mouvemens de la nature à leur véritable direction.

La blancheur et l'enduit jaunâtre de la langue, l'inappétence des alimens, déterminent un grand nombre de praticiens à provoquer le vomisse-ment dès l'invasion des maladies aiguës ; cette pratique est même indiquée par des médecins dont l'autorité est très-grande. Il est hors de doute qu'il a existé des épidémies durant les-quelles l'emploi de ce moyen a été salutaire, et je suis loin de penser que Tissot et Stholl se soient abusé sur l'utilité de ce remède, à l'égard des maladies bilieuses ; mais dans les fièvres muqueuses qui règnent à Lyon depuis un grand nombre d'années, l'expérience ne cesse de démontrer qu'on doit s'abstenir d'un moyen aussi perturbateur que l'est l'action de l'éméti-que ; il est de fait, lorsque leur nature les porte à devenir graves, que l'action d'un remède exci-tant sur les parois de l'estomac, les secousses du vomissement sont très-propres à les troubler dans leur marche, et j'ai vu assez souvent l'accès de fièvre, qui suit l'action de l'émétique, se présenter avec de mauvais symptômes ; d'autres fois, et c'est le plus souvent, on observe quel-ques jours de bien-être, après le remède, aux-quels on voit tout - à - coup succéder des paro-xismes revêtus de la plus fâcheuse ataxie.

Ce que je viens de dire de l'émétique est en-core plus applicable aux purgatifs ; l'action du

premier pourrait peut-être, dans quelques circonstances de maladies graves , produire une
secousse favorable sur toute l'organisation ,
déterminer une irradiation salutaire de l'intérieur à l'extérieur du corps, provoquer des
sueurs efficaces et rendre , pour ainsi dire , pré-
coces les crises de la nature ; mais les purgatifs
affaiblissent le corps d'une manière non équivoque , ils impriment à son ensemble une
action soutenue , de la circonférence au centre,
en troublant les fonctions de la peau , et je les
ai toujours vu dénaturer les mouvemens fébriles,
lorsqu'on les administre à contre-temps ; d'où
je conclus que si , dans le cours d'une fièvre
muqueuse , on devait errer dans le sens de
l'émétique ou du purgatif, nul doute qu'il n'y
eût moins d'inconvénient à le faire dans le
premier.

L'action des purgatifs , qui serait si nuisible
dans le traitement des fièvres muqueuses commençantes, serait le plus souvent funeste, quand
elles sont livrées au travail des crises ; on observe des jours de repos dans quelques – unes
d'entr'elles , pendant lesquels elles semblent être
terminées, mais ce n'est que pour des observa-
teurs inattentifs ou inexpérimentés. La nature,
dans la plupart de ces cas , semblé ne se reposer que pour reprendre plus d'activité ; si l'on

purgeait, en pareille circonstance, comme on y est invité très-souvent par les malades eux-mêmes, on intervertirait absolument sa marche; au reste, les médecins qui ont acquis l'habitude d'observer les maladies, sont guidés, en pareil cas, par l'absence des signes qui accompagnent le complément du travail morbifique; tels sont le défaut de dépôt dans les urines, un calme trompeur qui n'est point en rapport avec l'appareil tumultueux par lequel ont été signalés les premiers jours, la disparution rapide et non graduée des mauvais symptômes. Une fièvre catarrhale ne comporte l'effet des purgatifs que lorsqu'elle est terminée, leur emploi modéré peut compléter alors les crises de la nature, et tendre à diriger les fluxions habituelles du corps vers le bas-ventre qui a plus de voies de décharge que les autres cavités.

Je suis si fortement convaincu de la vérité de ce que j'avance, au sujet des purgatifs, qu'il est même permis de dire qu'on ne doit pas administrer légèrement les lavemens dans les traitemens dont je parle; comme ils produisent en diminutif l'effet des purgatifs, ils troublent particulièrement les transpirations qui, quelquefois dès le début, font avorter une maladie qui s'annonce par des symptômes inquiétans, et en facilitent au moins toujours la marche.

La pensée de tenir le ventre libre qui me paraît préoccuper un grand nombre de médecins,
n'est pas, à mon avis, autant fondée pour les
fièvres muqueuses que pour quelques autres ;
en considération des effets attachés à l'effet des
purgatifs, on doit faire en sorte que l'émétique
qu'on croirait devoir administrer pour quelque
but indispensable, ne porte point aux selles ; car
j'ai eu l'occasion d'observer que les évacuations
alvines, provoquées par un moyen destiné à
faire vomir, ont le même inconvénient que si
elles étaient déterminées par une autre cause.

Une épidémie de fièvres muqueuses, à caractères malins, règna dans cette ville, pendant
l'hiver de 1801 à 1802 ; plusieurs praticiens
crurent devoir, dans les traitemens, employer
l'émétique et les purgatifs subséquens, déter-
minés par cette blancheur de la langue qui
donne l'idée de la bile stagnante dans l'estomac,
par cet enduit qui la revêt dans le cours des
maladies, et dont les nuances varient beaucoup ;
mais cette pratique rendit la plupart des traitemens infructueux ; un grand nombre de malades périrent, et pour obtenir des succès, il
aurait fallu ne pas employer cette médecine
perturbatrice, distinguer l'enduit muqueux qui
recouvre la langue de la croûte bilieuse, prévoir
que des maladies qui paraissaient d'abord lé-

gères, dans leur premier période, devenaient très-graves dans le second. On n'abusa point, pendant cette épidémie, qui eut beaucoup d'importance, des évacutions sanguines ; mais les praticiens se laissèrent dominer par la considération des saburres et par les idées qui faisaient la base de la médecine de Stholl.

Le kina est le seul moyen qui puisse combattre l'ataxie avec avantage ; en vain relève-t-on les inconvéniens attachés à l'emploi de ce remède ; dût-on le regarder comme un mal nécessaire, il est le seul qu'on oppose avec efficacité à ce principe destructeur de notre vie. Lorsque son usage est devenu nécessaire, il ne peut être rangé au nombre des moyens perturbateurs, et en réfléchissant sur son action, on comprend qu'il fortifie la nature dans le sens suivant lequel elle doit agir ; il faudrait que la malignité fût bien fortement prononcée, pour que le remède pût être employé dès le commencement d'une maladie ; il est hors de doute que s'il n'était pas indispensable, à cette époque, il comprimerait le mouvement expansif de la nature et contribuerait à fixer sur les organes des fluxions qui sont alors le plus souvent passagères.

Il m'a été possible de saisir le mécanisme de l'action du kina, s'il m'est permis de m'exprimer ainsi, dans un cas d'érysipèle à la face ; les accès de fièvre qui s'y joignaient furent suspendus dans leur marche par l'usage du remède; mais l'érysipèle ne passa point à la résolution : par ce défaut d'élaboration fébrile, des dépôts se formèrent sur les parties latérales du col et donnèrent lieu à une grande suppuration. Tous les médecins remarquent que des poumons compromis dans les maladies aiguës, passent facilement à la suppuration, lorsqu'on fait usage du kina ; et dans ces cas, si une fièvre de mauvaise nature n'avait pas nécessité l'emploi de ce moyen, ou si un art mal avisé n'avait pas adopté trop légèrement le remède, et qu'on se fût borné aux boissons calmantes et aux dérivatifs, la résolution se serait vraisemblablement opérée dans ces viscères.

Il est un écueil assez fréquent à éviter, pour l'administration de l'écorce du Pérou, dans le traitement des fièvres muqueuses, c'est de ne point confondre la véritable ataxie avec l'état nerveux qui la simule chez certains tempéramens ; on fixerait, par son emploi, la fluxion nerveuse vers la tête, et le moyen destiné à combattre la véritable malignité, pourrait aider à la produire en attaquant la fausse. La connaissance du tempérament des malades, la mobilité des phénomènes inquiétans, l'ensemble de tout ce qui constitue la maladie, indiquent bientôt qu'on n'a affaire qu'à une apparence de malignité qui disparaît sous l'influence des calmans et des différens dérivatifs.

Ce n'est donc que lorsque la fièvre débute avec les caractères d'une véritable ataxie, qu'il est indispensable de recourir de suite au précieux remède qui la combat avec activité; comme dans les maladies aiguës et sur-tout dans la fièvre muqueuse, il y a presque toujours rémission avec redoublement, on profite du relâchement pour l'administrer. C'est par l'estomac que cette administration doit commencer, parce qu'outre que c'est la voie par laquelle le remède opère les plus prompts effets, il y a de l'avantage à ne pas porter de prime abord sur les intestins un médicament qui peut les resserrer, dans quelques circonstances, et causer du trouble dans leurs fonctions; ce qu'il faut éviter, quand on n'a pas un pressant intérêt à négliger cette considération; on ne doit pas, à la vérité, dans la fièvre muqueuse, provoquer inutilement les évacuations alvines; mais il y aurait du danger à comprimer celles que la nature voudrait établir.

On commence avantageusement l'usage du kina, par des fomentations pratiquées sur le bas-ventre. avec une décoction très-chargée de cette substance ; on peut même recourir , sans inconvénient à ce moyen , avant qu'on soit persuadé de l'existence des mauvais symptômes ; on fortifie , par son secours , l'organisation , sans la prendre en mauvais sens ; il est convenable de fomenter toute l'étendue de l'abdomen , dont la peau est très-perméable, à raison de son extrême délicatesse ; on peut étendre les fomentations jusques au haut et au dedans des cuisses ; ce moyen est, dans beaucoup de cas, un auxiliaire puissant du remède porté dans les autres voies; et lorsque la malignité est encore équivoque, et quand on doit craindre d'administrer largement le spécifique , il est sans inconvénient.

La forme sous laquelle on administre le kina , dans la fièvre muqueuse à mauvais caractères, doit varier suivant les occasions ; l'extrait de cette substance, préparé diversement, est ce qu'il y a de plus héroïque, en ayant soin de l'étendre dans un véhicule approprié et qui soit doux par lui même ; on donne encore , quand le danger est moindre , une décoction plus ou moins chargée de cette substance, et coupée avec une boisson adoucissante, telle que l'eau de poulet ou toute autre analogue. Comme dans la fièvre dont nous nous occupons, il n'y a point d'intermittence complète , il ne peut jamais convenir de donner la poudre ; on ré-

serve cette forme pour les véritables fièvres
d'accès ; cette manière de donner le remède
s'accommoderait peu avec l'état de chaleur
et d'irritation qui accompagne constamment la
fièvre continue; on a concentré encore plus les
élémens de kina, sous un petit volume, dans
la préparation connue sous le nom de kinine;
j'ai moins l'expérience de ce remède que des
différens extraits; je l'ai cependant assez vu employer, pour pouvoir affirmer que lorsqu'on veut
donner les grandes préparations avec gradation
et continuité, cette dernière a des inconvéniens, parce qu'elle concentre trop fortement
les élémens du médicament, et qu'elle fixe sur
un seul point une impression qu'il est bon de
prolonger.

Si l'ataxie reparaît à chaque redoublement avec
des symptômes alarmans et très prononcés, on
réunit alors toutes les ressources de l'art pour
la combattre; c'est pour ce cas que les lavemens
doivent être joints aux autres préparations dont
nous avons parlé; on les compose avec une décoction très-chargée de cette substance, et on
y dissout au besoin les anti-spasmodiques les
plus énergiques, tels que le musc, le camphre
et l'assa-fétida; on a soin de les donner pendant
la rémission et sur-tout au moment qui est le
plus éloigné du prochain redoublement ; c'est

à tort qu'on se partagerait sur la question de savoir s'il faut placer le remède au moment le plus rapproché de l'accès de fièvre qui finit ; il est d'observation constante, que lorsqu'on l'administre à une époque trop voisine de l'accès à venir, il est troublé dans sa marche et devient fréquemment plus intense. Le véhicule du lavement doit être peu copieux, et il est utile que les élémens médicamenteux soient réunis sous le moindre volume possible ; ce moyen joint aux autres combat la malignité avec efficacité, et il les supplée quelquefois, lorsque l'estomac se refuse au remède.

On ne doit pas perdre de vue quelques circonstances qui contr'indiquent l'usage des lavemens de kina, telles que la tension du ventre, une diarrhée critique ou non critique qui, pouvant être arrêtée tout-à-coup, porterait un grand trouble dans le développement des phénomènes morbifiques.

La dose de kina à administrer dans le cours d'une fièvre muqueuse, est relative à sa gravité et à l'intensité de ses symptômes ; il suffit, dans quelques cas, d'enlever aux accès ce qu'ils ont d'équivoque, sans chercher à les détruire complètement, ce qui donne le temps de les surveiller, et d'empêcher qu'ils accroissent en mauvaise nature. Dans d'autres circonstances on doit employer ce remède pendant long-temps, sous toutes les formes, à des doses élevées, ayant soin cependant de ne pas tellement en saturer l'organisation, que sa sensibilité se trouve émoussée sous son impression.

Quand on a obtenu l'avantage, au moyen des préparations de kina, de combattre ou de suspendre l'ataxie, on ne doit pas se relâcher de suite sur l'administration du précieux remède, sur-tout si l'on n'a pas remarqué les signes apparens des crises salutaires, tels que les sueurs, les dépôts d'urines, les évacuations alvines. Les médecins qui observent avec attention la marche des fièvres muqueuses, ont vu souvent que, dans plusieurs circonstances pareilles, le mal n'est que suspendu et se reproduit avec plus de force, après quelques jours d'un calme trompeur. Ces interruptions sont si fréquentes dans les fièvres dont il s'agit, qu'il arrive souvent qu'on donne le nom de rechûtes à ce qui n'est que la continuité et la reprise de la maladie. Il est important de signaler cette erreur, parce que les méprises, à ce sujet, peuvent induire en de grandes fautes; on peut, à la vérité, en pareille circonstance, ne pas prodiguer à aussi haute dose le remède préservatif, mais on doit le donner assez largement, pour n'avoir rien à redouter des accès qui doivent survenir.

Il arrive que des fièvres comprimées par l'usage du kina, plutôt qu'elles ne l'eussent été par la seule marche de la nature, laissent le corps dans la faiblesse, ou dans une espèce d'indécision à la santé ou à la maladie; cet état peut cesser par l'effet de quelques accès de fièvre qui ne se lient plus à la série de ceux qui ont formé la maladie primitive, ou dégénère en une langueur qui a du rapport avec l'hypocondrie. j'ai vu ce mal-aise ne céder qu'à l'usage de quelque eau minérale, ou des sucs de chicoracées pris en grande quantité, parce que ce sont les viscères du bas-ventre qui s'affectent principalement en pareil cas. Il arrive même souvent que la guérison des fièvres muqueuses à caractères malins, place l'organisation dans un défaut d'harmonie, tel qu'une seconde maladie devient nécessaire pour détruire l'effet de la première; cette affection secondaire se manifeste à une époque plus ou moins éloignée de celle dont elle détruit les résultats, et l'individu qui a subi l'épreuve des grands moyens propres à comprimer les fièvres graves, éprouve un sentiment d'inquiétude qu'il ne peut définir, jusqu'à ce qu'il soit arraché à cet état d'angoisse par une violente crise. Il y aurait du danger à brider inutilement les accès de la fièvre salutaire qui forme les élémens de la seconde ma-

ladie , ils sont nécessaires pour rétablir l'équi-
libre des fonctions , cette seconde affection doit
être considérée comme la solution complète de
la première ; et j'ai vu un assez grand nombre
de nos concitoyens ne recouvrer une santé par-
faite qu'après cette terminaison.

Ces dernières considérations ne dispensent pas
de donner le kina lorsque la fièvre se présente
revêtue de mauvais caractères ; c'est toujours
avec mesure , avec circonspection , qu'on doit
l'administrer, mais son usage est alors indispensable. Les objections qu'on peut déduire de
la sécheresse et de la noirceur de la langue,
pour dissuader de l'emploi de ce moyen , sont
dépourvues de fondement. Si les accès de fièvre
sont empreints de malignité, le kina est, en
pareil cas, ce qui détruit la noirceur et la sécheresse de la langue.

Il est certaines fièvres muqueuses , dont la
durée est très-longue , qui ne présentent aucun
caractère d'ataxie , et qui exigent cependant ,
à quelques-unes de leurs époques , l'emploi
modéré des préparations d'écorce du Pérou ;
comme elles parcourent leurs périodes avec une
grande lenteur et qu'elles affaiblissent beaucoup
l'organisation, il convient, par cette seule raison , d'administrer le kina , pour soutenir le
ton des organes. J'ai vu , plus d'une fois , chez

les gens âgés sur-tout , l'état de faiblesse ame-
ner tout-à-coup , à la suite de longues maladies , qui n'avaient point présenté des symptômes graves , un accès de fièvre maligne qui
tranche la vie des malades avec beaucoup de
rapidité. On choisit , pour ces circonstances ,
les préparations moins importantes , telles que
le sirop de kina , une décoction de cette substance qui ne soit point trop chargée ; et en for-
tifiant ainsi , sans étouffer le mouvement fébrile, on prévient le développement d'une fièvre
funeste.

Je dois combattre ici l'opinion qui tendrait
à établir que, dans les fièvres muqueuses à caractères ataxiques, l'administration du kina est
trop précoce, dans les deux premiers septenaires
des maladies , comme je l'ai quelquefois entendu
affirmer ; cette opinion serait une erreur complète , si les accès de fièvre participaient à la
nature ataxique. Il faut se préserver avec le
plus grand soin du danger de laisser fixer les
symptômes malins; lorsqu'on ne combat ce mauvais principe qu'à une époque tardive, on est
forcé de l'attaquer avec de puissans remèdes ; il
cède quelquefois en apparence à leur administration ; mais comme s'il se prévalait tout-
à-coup des efforts qu'on a dirigé contre lui,
il reparaît avec une férocité inattendue. Ce

conseil tend même à affranchir de la nécessité d'administrer une aussi grande quantité de kina; car en donnant cette substance à doses modérées, dès que la nécessité en existe, on n'a plus besoin de la prodiguer aussi largement par la suite.

La maladie de M. B..., homme fort et à la fleur de l'âge, avait paru, vers son septième jour, avec les caractères d'une obscure malignité; on n'avait pas reconnu, à un délire équivoque et à d'autres signes insidieux, les indices de l'ataxie; ce ne fut qu'au quatorzième jour qu'on leur opposa les vrais et puissans moyens propres à les combattre. Ils parurent d'abord triompher des mauvais symptômes; mais à une époque inattendue, quoique liée aux jours critiques, le redoublement de fièvre reparut avec le caractère d'une véritable attaque d'apoplexie, qui termina brusquement la vie du malade.

On ne peut point appliquer à des fièvres continues avec redoublement, ce qui est vrai à l'égard de quelques fièvres intermittentes; c'està-dire que les accès ne font que s'exaspérer si on ne leur oppose pas la dose du remède nécessaire pour les étouffer rapidement. Dans la plupart des fièvres muqueuses on peut, pour ainsi dire, graduer la mesure de l'ataxie; il est facile et toujours avantageux de proportionner à l'in

tensité du redoublement , la quantité du remède
à administrer ; et il est impossible de contester
qu'il y a de nombreux inconvéniens pour l'organisation , à admettre ce remède important à des
proportions qui outre-passeraient la gravité du
mal à combattre.

Le vésicatoire n'est pas moins important que
le kina pour combattre les fièvres muqueuses
à mauvais caractères ; ainsi que le kina, le vésicatoire n'est pas , pour les cas ordinaires , le
remède des maladies commençantes ; ce n'est
que lorsqu'elles débutent d'une manière grave,
qu'il convient de l'employer de prime abord.
Les dérivatifs, des premiers jours, doivent être
d'une nature moins irritante et moins fixe ; et
à cette époque les applications de moutarde suffisent ordinairement pour dissiper les spasmes
qui s'établissent sur les différens organes ; mais
si les accès de fièvre se produisent dès le principe , avec une malignité non équivoque , s'ils
sont rapprochés les uns des autres, si les viscères des grandes cavités sont affectés de fluxions
désordonnées et fixes , nul doute qu'il ne faille
joindre le vésicatoire aux autres puissantes ressources dont nous avons parlé.

C'est aux extrémités inférieures que doit s'en
faire la première application ; le besoin de dé-
river des parties supérieures du corps se fait

sentir alors, et hors le cas d'une fluxion locale et importante, telle que celle qui serait fixée sur la poitrine et qui demanderait une excitation rapprochée ; c'est aux parties inférieures qu'il convient d'appliquer les dérivatifs qu'on juge nécessaires dans les premiers temps des fièvres muqueuses. Sans trop disserter sur l'action des vésicatoires, il est certain qu'elle est nécessaire pour déplacer les fluxions qui troublent les fonctions essentielles, qu'elle relève de plus l'organisation affaissée, en produisant un mouvement opposé au refoulement des forces vitales, comme il arrive très-souvent dans l'accablement qui se joint à l'adynamie, qu'elle dénature les mouvemens vicieux de la nature.

Ce qu'on peut affirmer, sans crainte d'être contredit, c'est que les fièvres muqueuses qui ont de la gravité, ne peuvent être conduites à guérison sans qu'on applique un nombre plus ou moins grand de vésicatoires ; on doit conseiller, d'après l'expérience, de ne pas les livrer à une trop longue suppuration ; il vaut mieux les renouveler, lorsque le besoin de cette excitation se soutient ou se renouvelle, que d'exciter toujours les mêmes ; c'est pour la même raison qu'il convient de ne pas enlever tout l'épiderme soulevé, pour ne pas livrer le malade à une trop vive irritation ; il est préférable de le percer sur

plusieurs points. Il est peut-être d'une médecine triviale, en établissant l'utilité et la nécessité des vésicatoires, de rappeler qu'il existe des
dispositions de tempérament, des complications
de maladies qui demandent de la réserve dans
leur emploi, sur-tout lorsqu'on fait entrer les
cantharides dans leur composition ; ce sont sur-
tout la vive irritabilité de certains sujets, les
maladies inflammatoires de la vessie ; on leur
supplée alors par l'application d'autres excitans,
tels que la moutarde, l'euphorbe, la poix de
Bourgogne.

A mesure que les maladies s'écartent de leur
origine, et que le besoin des vésicatoires se renouvelle, on rapproche ces moyens d'excitation
des organes fluxionnés ; on combat, par exemple,
l'opiniâtreté du délire en en appliquant un à la
nuque ; on triomphe de la gêne de la respira-
tion, en le plaçant sur la poitrine. Il survient
assez souvent, dans les fièvres muqueuses des
jeunes personnes, une opacité de la cornée qui
cède à celui qu'on applique à la nuque.

Après que les vésicatoires ont produit leur
effet, en défluxionnant les viscères, en réveil-
lant la sensibilité, ils donnent quelquefois lieu
subitement à une douleur très-intense ; lorsqu'elle est portée très-loin, elle est souvent l'in-
dice d'une malignité secrète, et le précurseur

d'accès de fièvre de mauvaise nature ; on ne doit pas omettre de soulager cette souffrance par l'application de topiques émolliens, tels que seraient des cataplasmes préparés avec les pulpes adoucissantes, les fomentations de la même nature.

J'ai quelquefois entendu conseiller les bains entiers, pour calmer les symptômes nerveux qui se lient très fréquemment aux fièvres muqueuses ; je ne pense pas qu'on doive soumettre les individus affectés de ces maladies à l'emploi d'un tel moyen, même en le rendant médicamenteux. Un bain entier produit sur notre organisation un effet si grand, soit en bien, soit en mal, que la nuance, qui sépare des impressions si différentes, est souvent très-difficile et même impossible à saisir. La pensée pourrait se fixer peut-être sur un bain préparé avec la décoction d'écorce de Pérou qui, dans quelques fièvres à fâcheux caractères, serait envisagé comme puissamment fébrifuge ; mais la considération de bain général qui sert de véhicule au remède, devrait le faire rejeter, parce qu'on aurait à craindre l'action d'un bain ordinaire, abstractivement de sa qualité médicamenteuse.

Si l'on doit craindre un pareil bain par ses effets sur l'économie animale, que ne doit-on pas redouter de celui qui serait purement émollient ; en vain aurait-on à lutter contre les effets d'une irritation générale ; en vain les accidens nerveux viendraient-ils servir de masque à une fièvre obscure et pernicieuse , ce ne serait jamais impunément qu'on administrerait le bain en pareille circonstance ; le point d'appui des forces vitales serait relâché par ce moyen ; et si l'ataxie ou l'adynamie doivent mêler leurs fâcheux caractères à la maladie , il est incontestable que son emploi deviendrait funeste. Ce que je dis ici est loin d'être hypothétique ; j'ai souvent vu les malades succomber , dans les fièvres à fâcheux caractères , lorsque dans les jours d'anxiété qui les précèdent, ils avaient fait usage de bains entiers, pour soulager les symptômes vagues et indéterminés qui se manifestent en pareille circonstance. Dans les temps où j'avais des idées moins fixes et moins arrêtées sur ces différens objets , une de mes malades éprouvait les symptômes nerveux les plus formidables, tels que crispation dans la région de l'estomac ou vomissemens convulsifs ; un bain entier fut arrêté par un concours d'avis dont l'autorité était très-grande ; les paroxismes de la fièvre lente , dont elle était atteinte depuis long-temps, furent empreints de suite des caractères de la malignité, et elle succomba rapidement.

C'est ici que je dois parler de l'usage de la

peau de mouton dans le traitement des fièvres muqueuses ataxiques; j'en ai prescrit l'usage un très-grand nombre de fois, et j'ai remarqué que lorsque le corps est affaibli, ce moyen produit de copieuses transpirations qui outre-passent la mesure de celles que la nature établit avec le caractère de crise, et jettent toute l'organisation dans l'affaissement. C'est lorsqu'il règne un vague de symptômes nerveux et malins, quand l'organe cutané présente une sécheresse remarquable, que ce bain de chaleur animale peut convenir. Il est d'observation, qu'en pareil cas la peau de mouton récemment écorché, et dont on enveloppe les jambes, le bas-ventre et la poitrine du malade, provoque des sueurs salutaires, au moyen desquels on voit disparaître l'aridité de la surface du corps, et calmer l'éréthisme nerveux. Ce n'est donc pas sans mesure qu'on doit recourir à un moyen qui, suivant qu'il est employé, bien ou mal à propos, produit des effets salutaires ou fâcheux.

Il y aurait de l'inconvénient pour le corps à rester trop long-temps exposé à l'impression de la peau de mouton; il s'y énerverait par l'excès de la transpiration ; la durée de deux heures me paraît être le terme moyen qu'on peut donner à cette pratique. On ne doit pas se contenter d'une seule application lorsque les

symptômes fâcheux persistent, et il arrive souvent qu'on doit y recourir deux ou trois fois.

J'ai fait fréquemment envelopper, à l'Hôtel-
Dieu, dans des peaux de mouton, les individus
qui avaient fait de violentes chûtes, et les malades en ont toujours retiré beaucoup d'avantage ; ne peut-on pas comparer les effets d'un
ébranlement accidentel, sur notre organisation,
avec les impressions désastreuses des accès de
fièvre à mauvais caractères ; ce sont , dans les
deux cas, des spasmes profonds à résoudre, les
fonctions importantes de la peau à régulariser ,
les refoulemens profonds des forces vitales à
épanouir et à diviser.

On a appliqué fréquemment, dans les derniers temps, la glace sur la tête, pour les cas
de violens délires , pendant les fièvres muqueuses. Le raisonnement me semble s'accorder ici
avec l'expérience pour dissuader de l'emploi d'un
remède aussi équivoque dans ses résultats ; en
effet, un resserrement pareil à celui qui doit
résulter de l'action d'un tel topique sur la
tête, produit le spasme le plus puissant ; si
dans quelques tempéramens heureusement disposés, une réaction salutaire a pu contre-ba-
lancer ses effets, n'a-t-il pas dû , dans d'autres
cas, causer les plus grands maux, en donnant
lieu à un véritable état apoplectique ? C'est ce

que j'ai observé un très-grand nombre de fois;
loin de voir les symptômes graves fixés sur la
tête s'amender par l'application de la glace, je
les ai toujours vu s'exaspérer et empirer. L'art
ne doit point placer la nature dans la nécessité
d'opérer des crises brusques et rapides, au moment de son affaissement, parce qu'il ne lui est
pas toujours donné de calculer les ressources
qui restent au principe de la vie, et qu'on
ignore les lois secrètes par lesquelles il amène,
dans les cas difficiles, d'heureuses solutions.

On ne doit pas conclure de l'utilité de la glace,
placée sur cette partie, dans certaines affections
chroniques, qu'on en puisse faire l'application aux
maladies aiguës, en l'employant de la même
manière. Pour peu qu'on réfléchisse sur la différence des positions, on comprendra que des
affections morbifiques, qui sont livrées au travail de la nature, ne peuvent pas être comparées
à un état chronique et habituel de l'économie
animale.

Une des circonstances les plus fâcheuses pour
la fièvre muqueuse, c'est d'appartenir aux suites
de couches et de se joindre à l'état puerpéral.
Cette position exige du médecin, toutes choses
égales d'ailleurs, une marche plus savante et
plus mesurée, que dans les cas ordinaires. On
ne doit pas plus, dans ce cas que dans les autres,

permettre l'établissement de l'ataxie, mais en la combattant, il ne faut pas perdre de vue que les organes chargés de recevoir et de transmettre les remèdes importans, sont très disposés à l'irritation et même à l'inflammation, à raison du voisinage de l'uterus qui, dans ces cas, devient si facilement le centre et le point de départ de ces phénomènes; que par conséquent c'est avec beaucoup de mesure qu'on doit les administrer.

J'ai dirigé, pendant ces derniers hivers, le traitement de plusieurs fièvres muqueuses puerpérales, avec caractères d'ataxie, pendant la durée desquelles il a fallu employer et varier toutes les ressources de la médecine, combattre pendant quelques jours l'ataxie qui caractérisait quelques accès de fièvre, passer pendant quelques autres au traitement émollient, pour dissiper la tension du ventre qui survient si faci. lement en pareille circonstance, et varier ainsi les différens moyens, pendant la longue durée des maladies.

Il est une considération importante à avoir dans le traitement de la fièvre muqueuse puerpérale avec ataxie: c'est d éviter d'introduire le kina, par la voie des lavemens, dans le moment où les lochies existent encore, ou ont été supprimées avec rapidité; je les ai vus, quoique indiqués par le caractère de la fièvre , donner lieu subitement à la tension du ventre et être suivis d'une terminaison fatale. Il est préférable de mettre tout en œuvre , en pareil cas, pour administrer le remède par l'estomac , et ce n'est qu'avec beaucoup de circonspection qu'on doit le donner en lavemens , lorsque les circonstances l'exigent.

Ce n'est pas avec moins de mesure, que pour les autres circonstances, qu'il convient de recourir aux évacuations sanguines, dans les fièvres muqueuses puerpérales; il faudrait sans doute appliquer quelques sangsues au haut et au dedans des cuisses, si le bas-ventre se tendait, si un écoulement sanguin s'arrêtait trop brusquement ; mais il y aurait peut-être encore plus à craindre, dans ce cas que dans les autres , d'affaiblir l'organisation , en abusant de la saignée.

Les conseils d'un praticien judicieux , qui a indiqué l'usage de l'émétique , dans beaucoup de cas de fièvres puerpérales, ont été interprétés d'une manière trop générale par un grand nombre de médecins. J'ose affirmer qu'on doit être autant circonspect à administrer l'ipécacuanha, dans les fièvres muqueuses graves qui se lient aux couches, que dans la plupart des autres, et j'en ai soigné un grand nombre qui ont été conduites à guérison , sans le secours

de l'émétique, et dont la marche aurait été inévitablement troublée par l'effet du remède. Ce
n'est que lorsque la maladie n'a point le caractère d'ataxie, qu'on peut faire vomir, pour
l'état bilieux qui prédomine dans quelques
épidémies.

La rougeole a compliqué très-souvent les fièvres
muqueuses dans l'hiver de 1820 à 1821; cette
réunion fâcheuse a donné lieu à des symptômes
très-graves et à des terminaisons funestes. L'érup-
tion se fait quelquefois très-difficilement en pareille circonstance, d'où résultent des conges-
tions sur la tête et sur-tout vers la poitrine.
Il m'a paru que les dérivatifs sanguins devaient
jouer un faible rôle dans de pareils accidens;
c'est principalement sur la moutarde et les vésicatoires qu'on doit insister, pour défluxionner
les viscères. Comme la fièvre muqueuse est très-
lente dans sa marche, elle survit beaucoup à
la rougeole qui a été une de ses complications;
mais la maladie éruptive imprime le plus souvent une mauvaise disposition à la fièvre muqueuse; et j'ai eu occasion de remarquer bien
souvent que lorsqu'elle a eu cet accompagne-
ment, ou qu'elle s'est développée, sous son
influence, elle a une propension marquée vers
les mauvais symptômes, et réclame une active
surveillance du médecin.

En signalant les écueils qu'on doit éviter dans le traitement des fièvres muqueuses à caractères malins, je ne dois pas omettre de parler de l'usage des narcotiques; je n'ai jamais manqué d'observer qu'il était très-pernicieux, sur-tout lorsque les maladies sont très-avancées et que leur usage conduit à l'ataxie, pour peu que le malade prête à son développement. Une dame d'une constitution faible et délicate, était au quarantième jour d'une fièvre muqueuse, dont on avait écarté soigneusement les mauvais symptômes à mesure qu'ils s'étaient présentés; comme elle se plaignait d'insomnie, on crut devoir provoquer le sommeil, à l'aide du sirop diacode, qu'on étendit dans une potion; celui qui survint tint au désordre fébrile, et le réveil indiqua le délire de l'ataxie, à laquelle la malade ne tarda pas de succomber. Je redoute jusqu'à l'usage du sirop de pavot blanc, que les praticiens font entrer dans les formules de potions calmantes; je ne l'ai jamais vu administrer sans quelque inconvénient, sur-tout quand les fièvres graves arrivent à leur dernier période.

Il est pourtant une circonstance où l'opium peut trouver sa place dans le traitement des fièvres muqueuses à caractères malins, c'est lorsque les redoublemens sont accompagnés de douleurs de tête lancinantes et très-aiguës, ce qui constitue une espèce de fièvre cérébrale, et qui appartient à la plus fâcheuse ataxie ; ce mode de malignité, qui peut être isolé de la fièvre muqueuse, en forme, lorsqu'elle l'accompagne, une des plus funestes complications. Si les accès sont séparés par quelque intervalle, et ne sont pas subintrans, on les éloigne les uns des autres ; et on finit par les anéantir, en prescrivant un mélange d'extrait gommeux d'opium et d'extrait d'écorce de Pérou : Mêlez un gros extrait d'écorce de Pérou, un grain extrait gommeux d'opium, formez 8 ou 10 bols avec un sirop approprié, tel que celui de valériane ; on les prendra à des distances égales, pendant la rémission des accès ; il est rare qu'ils ne déposent pas leur mauvaise nature, après deux doses d'un pareil mélange. L'opium combiné avec le kina semble perdre sa propriété narcotique, et le kina ne conserver que sa qualité fébrifuge.

Il est nécessaire de s'arrêter sur quelques-unes des anomalies qui caractérisent les mauvais symptômes, et qu'on rencontre dans les fièvres muqueuses. On semblerait, par exemple, avancer un paradoxe, en disant que l'ataxie qui accompagne l'adynamie n'est pas la plus funeste ; c'est néanmoins ce que l'expérience démontre souvent, lorsque l'état catarrhal lon-

guement prolongé amène la prostration adyna-
mique ; on voit, en pareil cas, des malades réduits au dernier degré de faiblesse, revenir à
la santé, à l'aide d'un traitement convenable,
c'est-à-dire, en administrant les fébrifuges avec
cette sage mesure qui ne déconcerte ni ne pré-
cipite les salutaires efforts de la nature ; c'est dans
ces cas que les acides végétaux trouvent une
heureuse application ; on leur joint le vin avec
beaucoup d'avantage. J'ai vu très-souvent, dans
les cas où les malades se refusaient à l'usage du
kina, conduire les maladies les plus graves à
heureuse solution, à l'aide du vin et des acides
végétaux, sur-tout lorsqu'on avait d'abord donné
une certaine dose de kina. J'ai pensé que les
symptômes d'ataxie qui se lient à l'adynamie,
ne tiennent qu'à la faiblesse et n'appartiennent
pas à ce désordre subversif et désorganisateur
qui caractérise la véritable malignité ; c'est pour
cela qu'on les voit disparaître, en soutenant les
forces des malades.

Les concentrations redoutables de l'ataxie ne
se fixent pas toujours sur l'organe cérébral ; les
poumons et la région précordiale en sont souvent le siége ; l'oppression qui, dans les fièvres
à mauvais caractères, tient à l'état passif des
organes pulmonaires, est un des plus funestes
caractères de malignité. Si l'on s'arrêtait en

pareil cas à l'idée d'inflammation et de catarrhe, le malade ne tarderait pas d'être victime d'une pareille erreur, et il ne faut rien moins que l'usage des dérivatifs les plus puissans et celui des préparations les plus héroïques d'écorce de Pérou, pour combattre le symptôme malin dont les effets sont le plus souvent funestes.

La malignité est quelquefois signalée, dans les fièvres muqueuses, par l'opiniâtreté de quelques symptômes fortement développés, qui, envisagés hors de l'ensemble d'une maladie, ne caractériseraient pas des accidens graves ; tels sont des douleurs violentes et fixes à l'estomac, sur la région précordiale, des vomissemens copieux d'une bile noirâtre, des déjections alvines surabondantes, des lipothymies. Les praticiens qui, à l'occasion des vomissemens et des déjections alvines, ne feraient qu'y ajouter au moyen de l'émétique ou des purgatifs, tiendraient une conduite très-erronée. J'ai pu faire cette remarque dans le traitement d'une fièvre muqueuse puerpérale avec caractère de malignité ; les vomissemens convulsifs qui avaient lieu et qui semblaient exprimer toutes les humeurs du corps par l'estomac, tenaient à un caractère profond d'ataxie, et au plus grand désordre des fonctions ; aussi la mort ne tarda pas de suivre l'effet d'un émétique très-mal à propos administré.

Quoique nous ayons exclu les applications de glace sur la tête, du nombre des moyens propres à combattre le délire ataxique, nous en conseillons l'usage à l'intérieur et même en application sur l'épigastre, dans les cas du hoquet, qui est un des plus graves phénomènes de malignité ; je l'ai vu assez souvent céder à ce procédé employé avec circonspection. Si l'on songe aux raisons anatomiques et pathologiques qui doivent établir, sous le rapport des applications, une différence entre la tête et l'estomac, on ne sera point étonné de la diversité des conseils qu'on peut donner à cet égard.

Il est possible, en parlant des fièvres muqueuses, à caractères graves, d'indiquer d'une manière générale les moyens dont l'emploi peut devenir nécessaire, de désigner ceux dont l'usage offre des inconvéniens ; mais il est difficile de faire apprécier la marche qui convient, pour les coordonner convenablement, de donner une juste idée de la mobilité avec laquelle on est forcé de passer d'une conduite à l'autre ; de la promptitude et de l'à-propos avec lesquels on doit s'emparer des mauvais symptômes. Une fièvre muqueuse, à caractères graves, semble être fréquemment une succession de maladies différentes, quoiqu'on n'aye affaire qu'à la même, et que le médecin doive l'envisager dans son ensemble.

Je suis convaincu que l'art aiderait la nature
à triompher d'un grand nombre de ces affections , si , dès leur début, on mettait obstacle à
ce qu'aucune fluxion s'établît sur les organes
importans , si on n'affaiblissait point à l'avance
l'organisation , même avec l'apparence du bien ,
par l'abus des évacuations sanguines ; si , à mesure que la fièvre s'écarte d'une marche convenable , on la combattait avec cette prudente
activité qui ne cherche point à étouffer son
activité nécessaire, mais lui enlève ce qu'elle a
de pernicieux , et qui , employant à propos , et
d'une manière précoce , les remèdes importans
et puissamment fébrifuges, dispense d'y recourir
par la suite avec cette profusion qui accable la
nature, au lieu de l'aider, et le plus souvent
sans l'espoir du succès.

La fièvre muqueuse marche, à la vérité, avec
cette lenteur qui offre de nombreuses chances
aux graves accidens , et par conséquent aux terminaisons fâcheuses ; mais le médecin expéri-
menté tire parti de cette lenteur même, pour
s'aviser sur les mesures à prendre. Lorsque
l'ataxie repose sur une base inflammatoire ou
bilieuse, comme j'ai souvent eu occasion de
l'observer , pendant les deux derniers étés , il y
a plus de précipitation dans le développement
des accidens , une activité fébrile qui confond

davantage les redoublemens , et donne à la fièvre une continuité qui déconcerte les ressources de l'art ; de sorte qu'en compensant bien toutes choses, on peut dire que les maladies inflammatoires et bilieuses se jugent plus promptement, se compliquent moins fréquemment d'ataxie, mais qu'elles éludent plus rapidement les moyens de l'art lorsqu'elles se lient à la malignité.

En terminant ces considérations sur les fièvres muqueuses , il ne faut pas oublier celles qui ont rapport à l'âge des individus qui en sont atteints ; il m'a semblé que l'époque de la vie comprise entre 30 et 60 ans, est la plus favorable pour se prêter à leur heureuse solution, en supposant que tout est égal d'ailleurs ; ce n'est pas , comme on le dit communément, parce qu'il y a surabondance de force, que ces maladies sont plus dangereuses dans le jeune âge de la vie , mais à raison du défaut d'harmonie qui y existe dans la répartition des forces vitales ; aussi est-ce à cette époque que les viscères sont plus facilement compromis, par des fluxions insurmontables , durant le règne des affections morbifiques ; c'est dans ce temps de la vie qu'on voit les phénomènes morbifiques se moins généraliser, ce qui est un grand obstacle aux crises heureuses.

Dans la vieillesse, outre la diminution des forces qui s'oppose aux terminaisons favorables des maladies graves et longues, l'organe cutané offre une roideur qui le ferme aux transpirations salutaires, lesquelles sont d'un grand effet dans les fièvres muqueuses ; d'où il résulte qu'il n'est pas rare d'observer chez les gens âgés des refoulemens subits vers la tête ou la poitrine, qui terminent brusquement la vie, et que n'indique point la marche des phénomènes qui ont précédé la catastrophe.

F I N.